Hygiène du Vêtement

ÉTUDE

SUR LES

MOYENS D'ÉVITER LES MALADIES

PAR LE

CHOIX D'UN VÊTEMENT HYGIÉNIQUE

PAR

LE Dr L.-H. GOIZET

De la Faculté de médecine de Paris,
Médecin en chef de l'*Institut Électro-Balnéo-Thérapique*,
57, Rue Rochechouart, 57

TROISIÈME ÉDITION

PARIS

IMPRIMERIE ALCAN-LÉVY

61, rue Lafayette

—

1882

Hygiène du Vêtement

ÉTUDE

SUR LES

MOYENS D'ÉVITER LES MALADIES

PAR LE

CHOIX D'UN VÊTEMENT HYGIÉNIQUE

PAR

LE Dr L.-H. GOIZET

De la Faculté de médecine de Paris,
Médecin en chef de l'*Institut Électro-Balnéo-Thérapique*,
57, Rue Rochechouart, 57

TROISIÈME ÉDITION

PARIS

IMPRIMERIE ALCAN-LÉVY
61, rue Lafayette

1882

ALCAN-LÉVY, imprimeur breveté, rue Lafayette, 61, Paris.

Hygiène du Vêtement

ÉTUDE

SUR LES

MOYENS D'ÉVITER LES MALADIES

PAR LE

CHOIX D'UN VÊTEMENT HYGIÉNIQUE

CHAPITRE I

QUELQUES MOTS SUR LE ROLE PHYSIOLOGIQUE DE LA PEAU

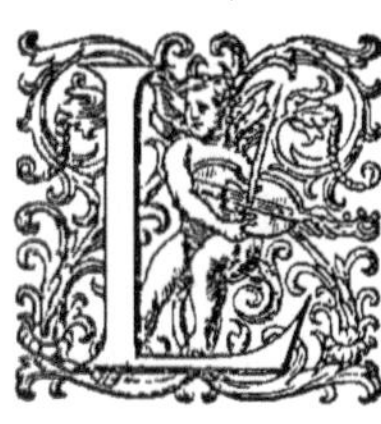

A peau qui enveloppe et protège les parties profondes de notre être est disposée, anatomiquement, de façon à laisser passer au travers de ses pores toutes les subtances introduites dans le torrent circulatoire et dont la composition chimique rend l'assimilation impossible et l'élimination nécessaire. Les glandes sudoripares et les glandes sébacées sont les organes chargés d'accomplir ce travail, en portant à la surface du corps la sueur et la matière sébacée : ces sécrétions représentent par la réunion des éléments qui les constituent les différents produits destinés à être expulsés de l'économie. C'est aussi à travers les mille pores de ces glandes, ouverts à la surface de la peau, que s'opère le phénomène de la *respiration cutanée* (phénomène qui consiste dans l'absorption de l'air extérieur destiné à alimenter la combustion cutanée, et dans l'expulsion de l'acide carbonique et de la vapeur d'eau, produits de cette même combustion).

Cette respiration qui s'opère à travers la peau, quoique complètement indépendante de la respiration pulmonaire, est en tout semblable et d'une importance égale à celle-ci, puisque la suppression de l'une ou de l'autre conduit fatalement à la mort par asphyxie.

L'importance des fonctions dont la peau est le siège et que je viens d'énumérer est telle que l'arrêt, ou seulement l'interruption de leur cours, entraîne des conséquences fâcheuses, qui peuvent varier de l'indisposition la plus légère à la maladie la plus grave capable de causer la mort.

L'homme a le plus haut intérêt à veiller à ce que rien ne vienne entraver ces fonctions dans leur accomplissement; et c'est afin d'en assurer la régularité qu'il a, dans son génie, inventé le vêtement dont le but est de protéger la surface extérieure des téguments contre les agents de l'air atmosphérique, tels que : *le froid, l'humidité, la chaleur, les ferments de l'air ambiant et les poussières.*

Le *froid*, agissant directement sur la peau, resserre les tissus, ferme les pores, empêche la sécrétion de la matière sébacée, de la sueur, et peut même arrêter la respiration cutanée. Ces sécrétions, produits d'élimination des aliments qui n'ont pu être assimilés, arrêtées dans leur voie naturelle d'expulsion, sont obligées

de retourner en arrière et de chercher ailleurs un chemin qui leur permette de sortir de l'organisme, où,
devenues inutiles, elles ne tarderaient pas à devenir
nuisibles. C'est vers les reins, vers les membranes muqueuses ou séreuses que, déviées de leur route véritable,
elles peuvent d'ordinaire se frayer un passage. De là,
des encombrements qui, s'ils sont subits et considérables, engendrent les maladies aiguës telles que :
laryngites, *bronchites*, *pneumonies*, *hépatites*, *entérites*, *rhumatismes articulaires*, *pleurésies*, *péritonites*, *péricardites*, etc. ; de là aussi des efforts considérables faits par l'organisme pour se débarrasser de
ces produits qui lui sont devenus étrangers et par conséquent nuisibles (efforts qui sont représentés pathoiogiquement par le symptôme fièvre). Ces encombrements
ont-ils eu lieu lentement, progressivement ; les substances qui les composent n'ont-elles pu être expulsées
d'une façon complète par les voies supplémentaires dont
je viens de parler, elles se répandent dans nos organes,
où elles deviennent le noyau ou le germe de maladies
profondes qui attaquent peu à peu, sourdement, les tissus
qui les entourent, en changent la composition chimique
et, par suite, la vitalité, accomplissant ainsi la *dégénération* des tissus (mal terrible auquel il nous est toujours difficile et souvent impossible de remédier).

L'*humidité* agit de la même façon que le froid, et
peut occasionner les mêmes maladies : elle soustrait
aux corps sur lesquels elle se dépose le calorique nécessaire à son évaporation.

La *chaleur*, considérée au point de vue de son action
sur la surface de la peau et de ses conséquences pathologiques, peut être la cause d'accidents variant du *coup*

de soleil le plus léger — qui n'a d'autre inconvénient qu'une cuisson désagréable — à *l'insolation* la plus grave, qui tue en quelques instants. Par la turgescence des tissus, par l'abondance excessive des sécrétions dont elle est la cause, la chaleur peut encore provoquer une foule d'affections cutanées, ainsi qu'on le voit en Orient et dans tous les pays où règne une température de beaucoup supérieure à la température normale du corps.

Les *ferments de l'atmosphère*, en contact direct avec le corps, sont tellement ténus et impalpables, qu'ils peuvent s'introduire dans l'économie aussi bien par la respiration cutanée que par la respiration pulmonaire, et engendrer la série des maladies pestilentielles qui désolent trop souvent toute une contrée. *La peste, le choléra, le typhus, les dyssenteries, les fièvres éruptives* et autres, *les grippes, les coqueluches,* etc., etc., n'accomplissent pas autrement leurs terribles ravages.

Enfin, les *poussières*, si les téguments n'étaient pas protégés, s'accumuleraient à leur surface et finiraient par obstruer les orifices des conduits excréteurs, empêcheraient les sécrétions et rendraient impossible la respiration cutanée dont la suppression peut avoir les conséquences les plus graves. En effet, par l'accumulation lente de l'acide carbonique dans le sang, l'asphyxie arrive fatalement.

On peut voir, d'après les considérations qui précèdent, combien est important le rôle que joue le vêtement, au point de vue hygiénique ; puisque, de la façon plus ou moins intelligente dont nous aurons su nous vêtir, dépendra le plus souvent la conservation de notre santé. Je ne saurais trop appeler l'attention de chacun sur ce point essentiel de l'hygiène ; je recommande formellement de

ne pas le traiter aussi légèrement qu'on a l'habitude de
le faire, en prenant exclusivement pour guide en cette
matière, *la mode*, souvent mauvaise conseillère. Les in-
dustriels qui en dirigent le cours n'ont pas les connais-
sances scientifiques suffisantes pour résoudre ces ques-
tions, et sont, par cela même, exposés à commettre des
erreurs capables de porter le plus grand préjudice à la
santé de leurs clients.

« La connaissance des organes, des lois qui les dirigent, des affections dont ils sont susceptibles et des phé-
nomènes qui résultent de leur altération doit seule déterminer la nature, la forme et la disposition du vêtement. » (1)

C'est au médecin seulement que revient le rôle de di-
riger le choix du vêtement selon la constitution, le tem-
pérament et la profession de chacun de ses clients.

---

(1) Clairian. Considérations sur les vêtements des hommes,
Thèse, an IX.

CHAPITRE II

Définition.

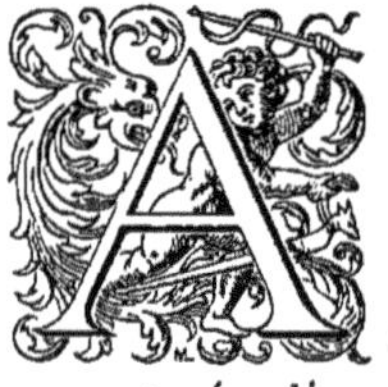u point de vue hygiénique, le vêtement est une cuirasse que l'homme a su trouver pour protéger la peau contre toute influence extérieure capable de supprimer ou de suspendre l'accomplissement régulier des fonctions importantes dont elle est le siège.

Pour que toutes ces fonctions s'accomplissent régulièrement, la surface du corps doit conserver, autant que possible, sa température normale, quelle que soit la température extérieure. C'est vers ce but unique que doit tendre l'idée de l'homme qui se couvre d'un vêtement. Se mettre à l'abri de l'élévation ou de l'abaissement de la température extérieure, tout le problème est là. C'est à sa solution que l'homme devra d'éviter tant de maux qui l'affligent et le tuent.

Historique. — Depuis les premiers âges du monde jusqu'à nos jours, le vêtement a toujours existé. Les savants ont beaucoup agité la question de savoir si, dans l'origine, les premiers vêtements ont été faits avec des substances animales ou avec des substances végétales; selon la source à laquelle chacun a puisé ses renseignements, les conclusions sont différentes. Ce qui me semble beaucoup plus logique, et ce qui met tout le monde d'accord, c'est que, suivant le climat, les hommes se sont couverts soit avec les feuilles ou l'écorce des végétaux, soit avec la peau des animaux.

Les deux règnes animal et végétal sont, à peu près, les seuls qui aient, jusqu'à présent, fourni les substances employées à la confection des vêtements. Le règne minéral donne l'*amiante* (*linum vivum* de Pline), silicate double de magnésie et de chaux qui a la propriété de résister au feu, et la souplesse suffisante pour se prêter à l'opération du tissage. Les anciens en fabriquaient une étoffe particulière dans laquelle ils enveloppaient le corps des rois pour les brûler, afin que leurs cendres ne fussent pas mêlées à celles des matériaux de combustion. Cette matière est si peu employée aujourd'hui, qu'il serait superflu de s'y arrêter plus longtemps.

Le règne végétal donne le lin, le chanvre, le coton, l'écorce du *phormium tenax*. Le règne animal fournit la peau des animaux, la laine du mouton, les poils de la chèvre et du chameau, la soie et les plumes de certains oiseaux.

Ce sont toujours ces mêmes produits, animaux ou végétaux, qui apparaissent sous des formes différentes, selon la façon plus ou moins habile dont la main de l'homme a su les travailler et les adapter aux conditions si variables de température dans lesquelles il est appelé à se trouver.

Tout peut être ramené à quatre types principaux, presque exclusivement employés dans l'industrie, qui sont : *le lin, le coton, la laine, la soie.* Un examen comparé et approfondi de ces quatre substances est nécessaire au point de vue du rôle que chacune doit ou peut jouer dans la disposition des différentes pièces dont est composé le vêtement. Cet examen portera sur les propriétés physiques ou sur les inconvénients chimiques de chacune d'elles.

Le degré de conductibilité de la chaleur et de l'électricité, la couleur, l'hygrométrie, la forme, le poids, le mode de tissage, là douceur de l'étoffe directement en contact avec la peau et la légèreté des frottements qu'elle y exerce, sont toutes choses de haute importance dans le choix à faire de la substance qui doit servir à la confection d'un vêtement hygiénique.

Moins la substance conduit la chaleur et l'électricité, plus elle a les qualités nécessaires pour maintenir ces agents à leur état normal à la surface de la peau. C'est grâce à cette qualité qu'on peut parer à l'équilibre de température qui tend sans cesse à s'établir entre l'air ambiant et le corps, et à la recomposition lente et insensible des fluides électriques qui chargent l'atmosphère avec ceux qui se trouvent accumulés à la surface des téguments. L'expérience démontre que l'ordre décroissant de conductibilité est le suivant : lin, coton, soie, laine, pour le calorique ; lin, coton, laine, soie, pour l'électricité.

La couleur joue un rôle important sur le pouvoir réflecteur des tissus, parce qu'elle est l'expression du nombre et de la propriété calorifique des rayons réfléchis. La couleur blanche, qui réfléchit toute la lumière,

est celle qui laisse le moins ressentir les influences extérieures de la chaleur ou du froid ; la couleur noire, qui
absorbe tous les rayons, est au contraire celle qui nous
rend plus accessibles à ces mêmes influences. Les nuances intermédiaires devront être choisies dans le sens des
couleurs du spectre solaire, en allant du rouge au violet,
(c'est-à-dire : rouge, orangé, jaune, vert, bleu, indigo,
violet). Les expériences de Staerk et de Franklin démontrent, d'une manière évidente, ce que je viens d'avancer.

Le pouvoir réflecteur du blanc n'est pas la seule raison
qui milite en sa faveur. Souvent les produits employés
pour colorer les étoffes ont sur l'organisme une action
malfaisante. Tourtelle a constaté que, dans nos armées,
les maladies dues à l'excès de la transpiration étaient
plus graves et plus facilement compliquées de putridité
chez les soldats dont la peau avait été teinte en bleu au
contact de leur habit grossier. Les tissus blancs ont
encore un avantage immense au point de vue hygiénique ; c'est de paraître sales beaucoup plus vite que les
tissus de couleur ; ce qui oblige à les nettoyer, alors
qu'on garderait encore d'autres vêtements dont la malpropreté n'est que dissimulée ou palliée par la nuance.
« Une chemise sale est froide et engendre des maladies »
(Arétée).

C'est aux propriétés plus ou moins hygrométriques du
vêtement qui se trouve en contact direct avec la peau,
que nous devons le plus souvent de nous soustraire à
une influence mauvaise, ou, au contraire, d'en subir les
conséquences fâcheuses. En effet, si la peau est mouillée
de sueur, cette sécrétion en excès doit disparaître immédiatement de la surface des téguments, grâce aux pro-

priétés hygrométriques du vêtement qui les recouvre, sous peine d'exposer à une évaporation rapide, s'opérant directement sur la peau et amenant un refroidissement dont les conséquences peuvent entraîner les inconvénients les plus graves. L'évaporation doit, au contraire, se faire à la surface extérieure du vêtement, d'une manière lente, pour ainsi dire insensible pour la peau. Le pouvoir hygrométrique des tissus croît dans l'ordre suivant : lin, coton, soie, laine. Cependant, j'ajouterai que le mode de tissage peut changer cet ordre, surtout en ce qui a trait à la soie et à la laine. La soie, tissée de la façon dont je parlerai dans le chapitre suivant, peut acquérir un pouvoir hygrométrique même supérieur à celui de la laine.

D'après ce qui précède, il est facile de conclure que c'est à la laine et surtout à la laine blanche qu'il faut accorder la préférence sur les autres tissus. La laine conduit mal le calorique, est très hygrométrique et suffisamment perméable à l'air ; donc, elle a toutes les qualités voulues pour sauvegarder l'accomplissement régulier des fonctions de la peau. Tous les médecins qui se sont occupés d'hygiène s'accordent sur ce point. Je suis de leur avis en ce qui concerne certaines parties du vêtement ; mais je fais mes réserves pour certaines autres parties, et pour le linge de corps en particulier. Mes observations sur ce sujet feront l'objet du chapitre suivant.

Quant à la forme du vêtement (le choix des étoffes ayant été sagement fait), je l'abandonne aux exigences et aux caprices de la mode ; pourvu, toutefois, qu'on ne s'écarte pas des notions les plus élémentaires de l'hygiène.

Les vêtements intimes, à part les beaux jours d'été, doivent empêcher l'air de s'engouffrer du côté des jambes, des bras et du cou. Les femmes et les enfants ont seuls besoin de cette recommandation; les hommes se trouvent suffisamment protégés par la forme de leurs habits. Le vêtement doit prendre exactement la forme du corps, tout en conservant l'ampleur nécessaire à la liberté complète des mouvements et à l'accomplissement des fonctions organiques. Le corset, indispensable à beaucoup de femmes, doit être un appareil de soutien et non de compression. Il doit supporter doucement les seins et ne pas serrer la taille. Une femme qui sait ou qui veut l'employer utilement peut en retirer de sérieux avantages : en effet, non-seulement il soutient les seins et la taille, mais encore, en servant d'attache et de point d'appui aux cordons des jupes et aux agrafes des robes, il protège les reins, le foie, l'estomac, etc., etc., contre la compression circulaire, si nuisible à ces organes importants.

Le vêtement extérieur ou pardessus doit être facile à enlever et à remettre : on pourra ainsi, selon l'état de l'atmosphère aux différentes heures du jour ou suivant la température du lieu dans lequel on se trouve, faire usage de son vêtement ou attendre un moment plus favorable pour s'en servir. Il doit avoir, dans sa partie supérieure, l'ampleur nécessaire pour permettre, par l'application de son collet ou de toute autre de ses parties, devant la bouche, le filtrage de l'air trop froid ou trop humide, avant son entrée dans la poitrine. C'est ce que font les Espagnols et les Arabes avec leur manteau, quand, à certaines heures du jour, la température s'abaisse brusquement ; ou pour se préserver des poussières soulevées par un vent violent.

Le poids du vêtement doit toujours être le plus léger possible comparé à son volume. Cette condition dépend entièrement de la qualité de la substance employée à la fabrication du tissu et de son mode de tissage.

A part les climats dont la rigueur est excessive et qui demandent une protection suffisante pour la tête et en particulier pour les oreilles, les coiffures (chapeaux, bonnets, casquettes, etc.) doivent être très légères et perméables à l'air. On ne doit en faire usage qu'au dehors. Dans les appartements, soit le jour, soit la nuit, les personnes dont la chevelure est assez abondante resteront tête nue; celles qui sont atteintes de calvitie devront se protéger à l'aide d'une perruque, de préférence à toute autre chose. Enfin, pour les enfants qui n'ont pas encore assez de cheveux, un bonnet de flanelle ou mieux de soie est suffisant pour les garantir de tout refroidissement. Il est dangereux, pour les enfants autant que pour les grandes personnes, de charger trop la tête.

Les chaussures doivent être faites de cuir bien tanné, perméables à l'air tout en restant inaccessibles à l'humidité. La semelle, sans être très épaisse, doit être bien battue; de façon à acquérir en même temps une résistance qui protège le pied contre les corps durs qu'il rencontre dans la marche, et une souplesse qui lui permette de se mouler, pour ainsi dire, sur les sinuosités du sol. Le pied doit y être à l'aise quoique maintenu dans toute son étendue, sans compression au-dessus des malléoles (compression qui a l'inconvénient de gêner la circulation de retour et de causer un gonflement quelquefois dangereux). Quant aux chaussures de luxe, elles sont faites pour les gens qui ne marchent pas et sont simplement un ornement destiné à cacher les défectuosités du pied ou à en faire ressortir les avantages. A ceux qui en font usage, je dis : Si la compression n'est pas trop forte, vous ne souffrirez pas et vous éviterez beaucoup de petites grimaces auxquelles personne ne se trompe. Ce qui doit vous satisfaire plus encore, c'est que votre pied, s'il est un peu moins étranglé, paraîtra plus élégant et plus parfait dans sa forme. Tâchez aussi que les talons occupent à peu près la partie postérieure de votre chaussure, et qu'ils ne soient pas si élevés et si aigus à leur extrémité antérieure qu'ils vous exposent à chaque instant à une chute qui peut avoir ses dangers.

Au point de vue du rôle hygiénique du vêtement dans son ensemble, les diverses pièces dont il est composé ont une importance bien différente. C'est au linge de corps que revient la plus large part, à cause de ses rapports intimes avec les fonctions physiologiques de la peau : aussi, c'est plus spécialement sur ce sujet qu'ont porté mes nombreuses observations, qui, j'en ai le ferme espoir, donneront bientôt leurs fruits.

CHAPITRE III

DU VÊTEMENT INTIME

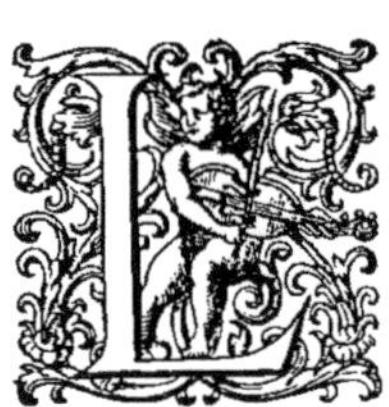

E vêtement qui touche directement la peau a une importance hygiénique bien supérieure à celle de toute autre pièce de l'habillement. Il a, par conséquent, besoin de joindre aux qualités dont j'ai parlé dans le chapitre précédent, à propos du vêtement en général, des qualités spéciales. Non seulement le vêtement intime doit être hygrométrique et mauvais conducteur du calorique, mais encore son contact avec la peau doit être assez doux pour ne pas causer d'irritations désagréables et parfois nuisibles; et suffisant, toutefois, pour que le frottement léger qu'il exerce à la surface des téguments tienne constamment libre l'ouverture des conduits des glandes sébacées et sudoripares.

Le vêtement intime, pour remplir au plus haut degré les conditions réclamées par les lois de l'hygiène, doit joindre à toutes les qualités que je viens d'énumérer, celle de ne pas conduire l'électricité. Je considère ce dernier point comme essentiel; et mes observations à ce sujet, faites avec le plus grand soin, sur un grand nombre de malades, sont de nature à dissiper tous les doutes à cet égard. Le tissu dont est composé le vêtement doit être fabriqué de telle sorte qu'il soit en même temps *épais, élastique, peu serré, léger, spongieux, doux au toucher*.

La légèreté est nécessaire pour ne point charger le corps d'un poids inutile, occasionner, par cela même, une perte de travail et provoquer des sueurs dont l'excès est une cause d'affaiblissement. S'il est spongieux, il absorbera facilement les produits des sécrétions; et, s'il est suffisamment épais, l'évaporation de ces produits, qui s'opérera à sa surface extérieure, sera assez éloignée de la peau pour que celle-ci n'ait rien à redouter du refroidissement qui en est la conséquence forcée. L'élasticité du tissu lui permettra de s'appliquer exactement sur la surface des téguments en prenant la forme des organes sans en gêner les mouvements fonctionnels. La douceur de son contact procurera la sensation d'un frottement agréable sans causer jamais la moindre irritation. Peu serré, il reste perméable à l'air et rend facile l'accomplissement de la respiration cutanée.

Le vêtement intime, à cause du rôle spécial qu'il joue, a besoin d'être renouvelé très souvent afin de pouvoir toujours être propre. Ce n'est qu'à cette condition qu'il peut rendre les services qu'on est en droit d'attendre de lui. En conséquence, son tissu doit être d'un lavage facile, qui n'altère en rien ses qualités et qui permette de le faire servir assez longtemps au même usage pour qu'il soit et reste accessible à toutes les bourses.

2

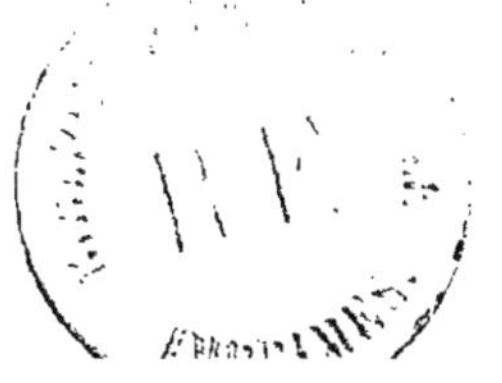

Le *crêpage* est le seul mode de tissage qui réunisse, pour la confection du vêtement, toutes les conditions dont je viens de parler.

Lin, coton, laine, soie, à laquelle de ces substances convient-il de donner la préférence?

La laine fut à peu près seule employée jusqu'à la fin de l'Empire romain à la fabrication des tissus destinés à la confection du vêtement. C'est ainsi que nous voyons les jeunes Lacédémoniennes venir à la lutte, vêtues uniquement d'une chemise de laine fendue sur le côté droit, pour permettre la liberté des mouvements; et les dames Romaines, au sortir du bain, revêtir la *tunica intima* (vêtement de laine légère avec des manches très courtes, ayant absolument la forme de la chemise que portent aujourd'hui les Européennes).

Les étoffes de laine, composées de filaments déliés, flexibles et moelleux, faites avec la toison des moutons dépouillée du suint, entretiennent la chaleur habituelle de la peau, et disposent les vaisseaux exhalants à s'ouvrir (facilitant ainsi l'expulsion des produits d'élimination). Elles absorbent les fluides perspirés, et permettent de s'exposer aux divers changements atmosphériques sans craindre l'évaporation subite des liquides sécrétés qui peut produire des accidents fâcheux. Les vêtements de laine portés directement sur la peau, rendent de grands services : aussi leur usage a-t-il remplacé, à peu près partout, le lin et le coton chez les ouvriers obligés de travailler à une température très élevée. C'est ainsi que dans toutes les forges et les fonderies l'usage de la flanelle est presque exclusif. De même les marchands de vins, les cuisiniers, les pâtissiers, les boulangers, les mécaniciens, et tous ceux que leur profession expose à un changement brusque de température, se servent de vêtements de laine.

Cependant, à côté de tous ses avantages, la laine a ses inconvénients : Elle irrite fortement la peau au point d'y déterminer des affections graves. C'est pourquoi toutes les personnes dont la peau est douée d'une grande sensibilité, comme les femmes et surtout les enfants, sont obligées de renoncer à la laine. De plus, la laine se lave difficilement, et son séjour prolongé sur la peau peut occasionner des affections cutanées dont la pensée seule fait horreur, et qu'on ne rencontre plus qu'en Orient. C'est pour échapper à ces maladies terribles que les peuples de ces contrées font un usage si fréquent des bains qui ne réussissent pas toujours à les en préserver.

Cette coïncidence des vêtements intimes de laine avec les affections de la peau est si vraie, que l'extinction de la *lèpre*, en France et en Europe, remonte à l'introduction du linge de corps, dont l'usage devint général vers la fin du moyen âge, et qui ne doit la popularité dont il jouit encore aujourd'hui, qu'aux inconvénients nombreux occasionnés par le contact de la laine.

Les vêtements de laine, ai-je dit plus haut, sont difficiles à laver et perdent, par le lavage, un grand nombre de leurs meilleures qualités : aussi le linge de corps, tissé de lin ou de coton, a-t-il, jusqu'à nos jours, détrôné presque complètement la laine. Ce n'est que depuis l'épidémie de *choléra*, en 1832, que la laine a commencé à reparaître sous forme de camisoles, de caleçons et de ceintures de flanelle. La flanelle, à cette époque, passait pour le spécifique le plus sûr contre la terrible contagion ; c'est depuis lors que l'usage en est devenu si fréquent. La ceinture, en protégeant les lombes et en maintenant une douce chaleur dans la région épigastrique, préserve, en effet, des troubles intestinaux accidentels; ce qui est précieux en temps de choléra.

Depuis cette époque, la flanelle est devenue d'un usage habituel pour les rhumatisants et pour toute personne dont les organes de la respiration sont délicats. Les ceintures de flanelle ont rendu les plus grands services aux armées de terre et de mer ; et j'ai souvent entendu dire à nos officiers d'Afrique que s'ils n'ont pas été victimes de certaines épidémies cholériformes, ils le doivent à la longue ceinture de flanelle qu'ils portaient alors enroulée autour des reins et du ventre.

La flanelle est certainement plus douce à la peau que les étoffes de laine abandonnées à cause des désordres horribles qu'elles occasionnent; mais elle a toujours l'inconvénient d'irriter la surface des téguments et de provoquer des éruptions plus ou moins désagréables. Le manque d'élasticité et la compacité de son tissu font qu'elle ne s'adapte jamais bien aux parties qu'elle recouvre et qu'elle est peu perméable à l'air. Elle se resserre par le lavage, ce qui la rend dure et lui fait perdre rapidement ses propriétés. L'odeur désagréable qu'elle répand lorsqu'elle est mouillée empêche souvent les dames coquettes d'en faire usage.

C'est vers la fin de l'Empire romain qu'on voit apparaître l'usage de porter le tissu de lin sur la peau. Cet usage se répandit bientôt dans toute l'Europe. Pendant très longtemps la chemise de lin fut un objet de luxe et non d'indispensable nécessité; on la quittait au moment de se mettre au lit pour éviter de l'user. L'usage de coucher sans chemise vient de l'antiquité et s'est continué jusqu'à la fin du xvie siècle. Aujourd'hui la chemise est,

dans tous les pays civilisés, le premier vêtement de
l'homme. A peine a-t il vu le jour que sa mère ou sa
nourrice lui passe une chemise, et le premier soin des
gens qui ensevelissent les morts est de passer au décédé
une chemise blanche. L'usage de porter sur le corps des
tissus de lin est venu de ce que les vêtements de laine
irritaient la peau au point d'y occasionner des maladies
souvent incurables; et, comme nous l'avons dit un peu
plus haut, c'est en grande partie à l'introduction de la chemise de lin, en contact direct avec la peau, qu'est due
l'extinction de la lèpre en Europe. Malheureusement il
est arrivé ce qui arrive presque toujours en pareil cas :
en voulant guérir un mal, on est tombé dans un excès
contraire. En remplaçant la laine par la toile de lin, on
s'est débarrassé des maladies de la peau; mais on a intro-
duit dans la place des ennemis non moins redoutables,
qui ont causé et causent tous les jours des ravages considérables. La chemise de toile, à part la douceur de
son contact avec la peau et la facilité avec laquelle on
peut la nettoyer, n'a aucune des qualités qu'on doit
exiger d'un tissu destiné à se trouver en rapport cons-
tant et immédiat avec les téguments. Elle conduit très
bien le calorique et l'électricité; elle est peu hygrométrique; son tissu, dépourvu d'élasticité, s'adapte fort mal
à la forme des organes, tout en étant trop serré pour être
suffisamment perméable à l'air. De là, des inconvénients
très grands auxquels ne peuvent parer les vêtements qui
lui sont superposés.

La chemise de toile rend la peau accessible à toutes
les influences extérieures; et lorsqu'elle est mouillée par
la transpiration, l'évaporation est si rapide qu'il en ré-
sulte une vive sensation de froid qui peut être la cause

d'une infinité de maladies graves. Si nous voyons disparaître la lèpre et une foule d'affections hideuses avec l'usage du linge de corps, nous voyons apparaître, en revanche, toute une légion d'autres affections dont les rhumatismes et les maladies des voies respiratoires sont les types principaux. Si la phtisie pulmonaire fait aujourd'hui tant de ravages dans toutes les classes de la société, c'est que l'habitude funeste de porter sur le corps des chemises de toile y entretient une fraîcheur malsaine, qui gêne les fonctions physiologiques de la peau, et nécessite un effort de la part des poumons pour suppléer aux exhalaisons dont les téguments doivent être le siège. C'est, sans contredit, cette rupture de l'équilibre des fonctions organiques qui engendre ce mal terrible qui décime, aujourd'hui, la fleur de nos populations, ou qui, tout au moins, en est la cause déterminante. Je considère l'usage du lin, pour la confection du vêtement intime, comme très préjudiciable à la santé et tout à fait en dehors des règles de l'hygiène ; et je ne saurais trop engager mes confrères à donner toute leur attention à ce sujet. Je sais qu'il est très difficile de faire que les gens rompent d'un seul coup avec des habitudes dont l'origine remonte à plusieurs siècles (habitudes qui s'accordent parfaitement, du reste, avec les exigences de la mode et de la coquetterie). Mais, au moins, j'aurai signalé le danger, indiqué la source du mal et fait ce qui aura dépendu de moi pour y remédier. S'il m'est possible de concilier la coquetterie avec l'hygiène, je ne demande pas mieux ; j'essaierai tout à l'heure, et, si mes lecteurs ne sont pas trop exigeants, j'espère leur donner satisfaction.

Le coton, pour la confection du linge de corps, a, sur

le lin, une supériorité incontestable. Les petits inter-
valles que laissent entre elles les dentelures placées sur
toute la longueur des filaments sont très propres à em-
prisonner de l'air, qui oppose un obstacle de plus à la
déperdition du calorique émanant du corps; et elles
sont comme autant de tubes capillaires qui, en absor-
bant la sueur, l'empêchent de se condenser et de se re-
froidir sur la peau. L'introduction du coton, dans la
confection du vêtement intime, a été un progrès hygiénique, puisque le coton joint aux qualités du lin, qui
sont la douceur du contact et la facilité du lavage, un
degré moindre de conductibilité du calorique; et l'élasticité de ses fils lui permet de mieux s'adapter à la forme
du corps. Malheureusement le coton est encore trop bon
conducteur de la chaleur et surtout de l'électricité, pour
protéger suffisamment le corps contre les influences
extérieures; et son usage donne un accès trop facile aux
invasions malfaisantes dont le refroidissement est la
cause la plus fréquente, sinon unique.

Parmi les substances qui servent à la confection du
vêtement intime, la soie est certainement celle qui a été
le moins employée. C'est seulement en Orient que nous
trouvons les chemises de soie, et encore...? Nos Pari-
siens pousseront des cris d'horreur quand je leur dirai
que les Persans, par exemple, ne nettoient jamais la
chemise de satin noir qu'ils portent sur la peau; et
qu'ils ne la quittent que lorsqu'elle est usée par le frottement et raidie par les produits de secrétion qui l'im-
prégnent. Aussi, la malpropreté ne tarde pas à engendrer la vermine qui pullule sur leur corps.

Nous voyons les rois de France revêtir, le jour de
leur sacre, une chemise de soie ouverte aux places des-

tinées à recevoir l'onction ; cette chemise était brûlée immédiatement après la cérémonie.

Il m'est difficile de comprendre que la soie, dont
l'usage est aujourd'hui si universellement répandu pour
la confection des vêtements extérieurs, n'ait pas encore
trouvé son emploi dans le vêtement intime. Cependant
elle possède, pour cela, toutes les qualités qu'on peut
exiger. Elle conduit le calorique presque aussi mal que
la laine et beaucoup moins bien que le lin ou le coton ;
elle possède, exclusivement à tous les autres tissus, la
propriété de ne pas conduire l'électricité (ce qui est pour
moi d'une importance majeure) ; tissée d'une certaine
façon dont je parlerai tout à l'heure, elle est hygrométrique au même degré que la laine, et élastique au point
de pouvoir, sans causer la moindre constriction, se
mouler sur la forme des organes. Elle est d'une légèreté supérieure à celle de tout autre tissu, et d'une douceur à la peau telle que le frottement du lin le plus fin
paraît dur à côté de la sensation agréable qu'on éprouve
à son contact. L'entretien et le lavage en sont faciles.
Aussi, suis-je vraiment surpris de voir que, malgré
toutes ses qualités, la soie sert à peine, de nos jours, à
faire quelques maillots pour les danseuses et les comé-
diennes, quand elle pourrait, par son usage habituel
comme linge de corps, préserver, chaque année, des
maladies les plus graves et souvent de la mort des
milliers de personnes. Je suis d'autant plus étonné, que
l'usage qu'on en pourrait faire ne gênerait en rien ni
l'élégance ni la coquetterie la plus raffinée.

Pour mon compte, depuis quinze ans, je recommande, dans ma clientèle, l'usage des vêtements de soie
sur la peau, et j'en ai obtenu les meilleurs effets. Les

observations que j'ai pu recueillir dans ce laps de temps m'ont convaincu que la soie est le tissu le plus apte à maintenir, à la surface du corps, la température normale nécessaire à l'accomplissement régulier des fonctions de la peau ; à conserver et même à développer l'électricité dont la présence est indispensable pour donner à notre système nerveux l'harmonie dans la sensibilité, sans laquelle le plus grand désordre régnerait dans nos impressions et dans nos sensations.

En voulant éviter les maladies de la peau, occasionnées par le contact trop irritant de la laine, les hygiénistes sont tombés dans l'excès contraire en choisissant les tissus de lin et de coton qui ne préservent pas du refroidissement. Les maladies de poitrine, des organes digestifs et les rhumatismes ont été les conséquences fatales de ce changement excessif ; conséquences si terribles qui font que, tout doucement, depuis quarante ans, on revient à l'usage de la laine comme vêtement intime. L'emploi de la flanelle passe à ce point dans les habitudes, que bientôt nous verrons reparaître ces affections cutanées si terribles qu'elles obligeaient les gouvernements à prendre des mesures de séquestration vis-à-vis des malheureux qui en étaient atteints.

On passe d'un excès à l'autre, sans s'apercevoir qu'il est un juste milieu qui peut à la fois délivrer l'humanité des maladies de peau et des affections non moins terribles causées par le refroidissement. Avec la soie, on obtiendra ce juste milieu, j'en suis certain, si toutefois mes confrères veulent bien me prêter leur appui en aidant leurs clients de leurs excellents conseils.

OBSERVATIONS

I. — En 1866, je fus appelé près de madame F...
qui relevait d'une *pleurésie suppurée* dont le traitement
avait duré plusieurs mois, et dont la convalescence se
prolongeait sans grande amélioration, malgré les soins
les plus assidus et les mieux appropriés à son état. Les
organes de la respiration étaient restés si sensibles aux
moindres variations atmosphériques, que les bronchites
se succédaient presque sans interruption, et que l'avenir
me causait les inquiétudes les plus sérieuses. Le système
nerveux avait acquis un degré d'irritabilité tel que le
bruit le plus léger, qu'une porte ouverte ou fermée
d'une façon inattendue, l'arrivée d'une personne sur
laquelle on ne comptait pas, étaient le point de départ
d'une agitation qui durait quelquefois plusieurs heures :
le tremblement de tous les membres, le claquement des
dents, le rire incoërcible ou des larmes abondantes, des
palpitations violentes , quelquefois des vomissements
quand l'impression succédait au repas, tel était le cortège
de symptômes qui caractérisait cet état bizarre. Cette
dame, baromètre d'une précision sans pareille, pouvait
annoncer, même plusieurs jours à l'avance, les variations
atmosphériques : le froid, la pluie, la chaleur, le vent,
la tempête et surtout l'orage ; chacun avait ses signes
précurseurs qui ne la trompaient jamais et qui se tra-
duisaient par un état général de souffrance, spécial pour
chaque état de l'atmosphère, et des points douloureux
très disséminés, mal localisés, variables, suivant le cas,
dans le caractère même de la douleur. Ce que je remar-
quai de plus intéressant et de plus extraordinaire, chez

cette malade, avait lieu dans la dernière heure qui précédait un orage violent, alors que l'atmosphère avait atteint sa limite extrême de tension électrique.

Dès que l'atmosphère commençait à se charger d'électricité, l'énervement se faisait sentir, la moiteur apparaissait à la paume des mains, au front et devenait bientôt générale. C'était un état de malaise et de faiblesse indéfinissable, mais extrêmement pénible, un engourdissement de tous les organes. Alors la sécrétion de la sueur devenait si abondante sur toute la surface du corps, que les flanelles, la chemise et les vêtements superficiels eux-mêmes en étaient imprégnés. Si l'orage se prolongeait plusieurs heures, madame F... ne pouvait plus faire aucun mouvement; sa voix s'éteignait complètement; la sueur formait sur le parquet de véritables ruisseaux. Des frissons parcouraient tout le corps, les dents claquaient, et quelquefois la syncope succédait à tous ces accidents. J'ai vu plusieurs fois la syncope durer plus d'une heure, et, pendant tout ce temps, rien absolument ne révélait plus la présence de la vie. L'orage terminé, madame F... revenait tout doucement à elle, comme si elle se fût éveillée d'un sommeil pénible; les frissons recommençaient, une fatigue excessive paralysait tous ses membres. Je la faisais envelopper dans des couvertures de laine, entourer de briques chaudes; je lui administrais, avec beaucoup de précautions, un peu de vin ou de grog chaud; au bout d'une heure environ, elle commençait à se réchauffer, et s'endormait profondément. Généralement, deux ou trois jours après cette secousse, elle reprenait sa vie habituelle, tout en conservant l'état nerveux, maladif et impressionnable dont j'ai parlé plus haut.

Pour combattre ces accidents, qui m'inquiétaient au plus haut point et d'autant plus que la toux devenait plus fréquente, la respiration plus rude, et que des points douloureux se faisaient sentir entre les épaules et aux sommets des poumons, j'avais épuisé, sans résultat, toutes les ressources de la *Matière médicale* et de la *Thérapeutique*. Enfin, ne sachant plus que faire, et voyant l'influence incroyable qu'exerçait, sur cette malade extraordinaire, l'état de l'atmosphère et plus particulièrement l'état électrique, je résolus de lui faire confectionner un maillot de soie épais et l'enveloppant bien, de façon à l'isoler le plus possible du milieu ambiant. Ce moyen me réussit à merveille, et après trois mois, sans autre traitement, madame F..., qui avait engraissé de seize livres, était encore un peu nerveuse, peut-être, mais jouissait d'une santé parfaite.

Un phénomène bien curieux se passa aux deux premiers orages qui suivirent l'usage du maillot de soie. Madame F... éprouva alors dans les cheveux une sorte de frémissement et de crépitation semblable au bruit de l'étincelle qui se produit lorsqu'on décharge rapidement, et par petits coups répétés, une machine électrique. Après trois mois, j'essayai de supprimer le maillot de soie et de reprendre la flanelle. Cette expérience, à laquelle madame F... se prêta avec une grâce parfaite, me prouva, de la façon la plus évidente, que le retour à la santé était bien dû à l'emploi de la soie, et non à une autre cause. En effet, au bout de huit jours, la toux revenait; la fatigue était plus sensible; l'énervement, l'agitation et l'impressionnabilité reparaissaient. Inutile de dire que je ne prolongeai pas cette expérience et que madame F... reprit immédiatement l'usage de la soie, qu'elle n'a plus interrompu depuis, et dont elle continue à ressentir les bons effets.

II. — La même année, je donnai des soins à M. B..., comédien très connu du monde parisien, atteint d'une *paralysie grave*. M. B... était très sensible à toutes les variations atmosphériques et en souffrait beaucoup. Le vent avait surtout sur lui une action constante; et, si faible que fût le courant, il produisait le même effet; (effet qui graduait son intensité sur l'intensité du courant qui en était la cause déterminante). Chaque fois qu'il faisait du vent, les muscles postérieurs du cou se contractaient douloureusement et tenaient la tête rejetée fortement en arrière, fixe comme si elle eût été serrée dans un étau. La paralysie chez M. B... était liée à un état rhumatismal général; je venais d'obtenir un résultat si complet avec madame F..., que je conseillai, sans hésitation, à M. B... de quitter sa flanelle et de faire usage du maillot de soie. L'effet fut très prompt. Je ne guéris point M. B... dont l'affection était très grave et marchait fatalement à une issue funeste; mais il souffrit beaucoup moins; et, chose singulière, au bout de quinze jours, la contracture des muscles postérieurs du cou ne se produisait plus, et la tête avait repris, en grande partie, la liberté de ses mouvements.

III. — Au commencement de l'année 1867, M. L..., commissionnaire, rue de l'Echiquier, à Paris, vint me consulter pour une *névralgie sciatique* dont il souffrait horriblement, et dont il était atteint deux ou trois fois chaque année depuis cinq ans. Je fis à M. L... le traitement d'usage en pareil cas, et dix jours après il pouvait reprendre le cours de ses affaires. Cette attaque avait eu, à peu de chose près, la durée habituelle des attaques précédentes qui avaient, du reste, été traitées de la même façon. La crise terminée, je conseillai à M. L..., qui est très sensible aux changements atmosphériques, de remplacer les caleçon et gilet de flanelle qu'il portait d'ordinaire sur la peau, par le maillot de soie. M. L... encouragé par les deux succès que j'avais obtenus auparavant, et dont je lui avais fait part, suivit mon conseil. Depuis lors, c'est-à-dire depuis neuf ans environ, il n'a eu que cinq à six rechutes, beaucoup moins intenses puisqu'elles ne l'ont point empêché de se livrer à ses occupations journalières.

Malgré les bons résultats que j'obtenais avec le maillot de soie, je trouvais que, vu son faible pouvoir hygrométrique et son peu de perméabilité à l'air, il pouvait exposer la surface des téguments à des refroidissements préjudiciables à l'harmonie des fonctions organiques, et troubler l'accomplissement de la respiration cutanée. Je pensais beaucoup aux moyens à employer pour donner à la soie la qualité hygrométrique de la laine, et au tissu la perméabilité nécessaire au passage de l'air, lorsqu'en parcourant les galeries de l'Exposition universelle de 1867, je trouvai, tout fait, le tissu que je cherchais, et, tout confectionné, le vêtement intime qui était l'objet de mes préoccupations.

La maison Straehl-Siebenmann de Zofingue (Suisse), avait étalé, dans ses vitrines, des étoffes appelées *crêpes de santé*, dont le mode de tissage répondait en tout point à ce que je cherchais. Ces étoffes étaient de trois sortes : laine, laine et soie, soie pure. Le tissage était exactement le même, et la substance dont elles étaient composées pouvait seule servir à les différencier. Je les essayai comparativement, et je trouvai que, grâce au *crêpage* qui en constitue le caractère essentiel, non-seulement leur perméabilité est exactement la même pour livrer passage à l'air et permettre ainsi l'échange des gaz, mais encore que la soie acquiert une puissance hygrométrique égale à celle de la laine. Dès lors, le problème se trouvait résolu, et je n'avais plus aucune objection à faire à l'usage de la soie, comme linge de corps. Je devais, au contraire, en vulgariser l'emploi, tant qu'il serait en mon pouvoir; puisque, avec le maillot ordinaire, j'avais déjà obtenu des résultats très encourageants. L'expérience est venue pleinement confirmer mes prévisions.

Après avoir donné, aussi succinctement que possible, le résultat de mes observations personnelles, j'exposerai l'opinion des médecins allemands et américains sur ce point de l'hygiène dont l'importance est si grande au point de vue des avantages que peut y trouver la santé publique.

Depuis 1868, et plus particulièrement depuis que je suis chargé de la direction médicale de l'Institut *électro-balnéo-thérapique* de la rue Rochechouart, 57, à Paris, j'ai pu, à cause du genre spécial de clientèle de cette maison, faire une étude comparative sur 489 malades que je diviserai en quatre catégories de la manière suivante :

La 1re catégorie comprend les malades qui n'ont fait usage que du linge de corps ordinaire, c'est-à-dire chemise de toile ou de coton.

La 2e catégorie comprend les personnes qui ont porté sur la peau un vêtement de flanelle ordinaire.

La 3e catégorie comprend les personnes qui ont fait usage du *crêpe de laine.*

La 4ᵉ catégorie comprend les personnes qui ont fait usage du *crêpe de soie*.

1ʳᵉ *catégorie.* — CHEMISE DE LIN OU DE COTON
103 malades, qui se divisent ainsi qu'il suit :

Rhumatismes musculaires	Rhumatismes articulaires	Maladies du foie	Maladies intestinales	Voies respiratoires
37	14	8	11	33

2ᵉ *catégorie.* — FLANELLE
140 malades, qui se divisent ainsi qu'il suit :

Rhumatismes musculaires	Rhumatismes articulaires	Maladies du foie	Maladies intestinales	Voies respiratoires
43	25	15	17	40

3ᵉ *catégorie.* — CRÊPE DE LAINE
121 malades, qui se divisent ainsi qu'il suit :

Rhumatismes musculaires	Rhumatismes articulaires	Maladies du foie	Maladies intestinales	Voies respiratoires
49	16	11	19	26

4ᵉ *catégorie.* — CRÊPE DE SOIE
125 malades, qui se divisent ainsi qu'il suit :

Rhumatismes musculaires	Rhumatismes articulaires	Maladies du foie	Maladies intestinales	Voies respiratoires
53	17	9	21	25

Autant qu'il m'a été permis de suivre les malades, j'ai pu constater que les récidives ont été, à peu de chose près, sur l'ensemble des affections traitées, suivant la progression décroissante que voici :

Vêtement de lin ou de coton 3/4 ; vêtements de flanelle 2/3 ; crêpes de laine 1/2 ; crêpes de soie 1/4.

Pour les rhumatismes musculaires, les récidives avec les vêtements de soie crêpée n'ont été que d'un huitième, tandis qu'elles ont été d'un tiers environ pour les maladies du foie et des intestins.

D'après les résultats fournis par ces observations qui ont été prises avec le soin le plus rigoureux, l'hésitation dans le choix du vêtement intime n'est plus permise. J'espère que bientôt, les observations de mes confrères venant se joindre aux miennes pour les confirmer, le vêtement de soie crêpée deviendra d'un usage général et rendra des services tels que la santé publique s'améliorera dans une notable proportion.

Depuis 1876, époque à laquelle j'ai publié la deuxième édition de mon traité « *Hygiène du vêtement* », le développement incroyablement rapide qu'a pris l'industrie du *crêpe de santé tissé entièrement en soie* est venu, plus que toutes les observations du monde, faire la preuve éclatante de ce que j'avais avancé dans ma brochure.

En même temps que s'opérait la vulgarisation du crêpe de santé, de grandes améliorations étaient apportées dans sa fabrication. Plusieurs maisons nouvelles, fondées à côté de la première, forcèrent celle-ci à se tenir sur ses gardes pour sauvegarder son existence menacée. La concurrence des maisons rivales amena bientôt un progrès réel dans le tissage du crêpe et une baisse considérable dans ses prix.

Jusqu'à ces derniers temps, l'industrie du crêpe de santé était restée le monopole de la Suisse allemande, qui écoulait sur la place de Paris pour plusieurs centaines de mille francs de marchandises.

Devant la prospérité toujours croissante de cette industrie, les fabricants français commencèrent à s'émouvoir et firent tous leurs efforts pour trouver le mode de tissage qui était resté le secret de quelques personnes.

Je suis heureux d'annoncer que ces efforts ont été couronnés de succès et que la France est affranchie aujourd'hui de cette charge d'importation.

Une des maisons les plus anciennes, les plus connues et les plus recommandables de Paris, la maison COLOMRIER, après bien des essais et bien des sacrifices, est arrivée à laisser loin derrière elle toutes les maisons rivales de Suisse. Aussi je n'hésite pas un seul instant à appeler l'attention de mes confrères sur ces tissus français, dont le moindre examen suffit à démontrer la supériorité.

Je considère comme un devoir de bon patriote et de médecin soucieux des intérêts de ses clients de recommander les *Crêpes français* de la maison COLOMBIER, tant que cette maison sera la première par la supériorité de ses tissus.

Les vêtements de crêpe ont l'avantage de ne subir aucune altération par le blanchissage et de conserver, après comme avant, cette élasticité qui fait qu'ils s'appliquent admirablement sur le corps dont ils prennent exactement la forme, sans exercer, pour cela, la moindre compression nuisible.

La méthode qui convient le mieux pour blanchir ces tissus est la suivante : on les met dans de l'eau chauffée à une température telle que la main puisse facilement supporter encore ce degré de chaleur. On saisit une

camisole, p. ex., par le haut et le bas, et, rassemblant
dans chaque main toute sa largeur, on l'étend dans le
sens de sa longueur, puis on l'abandonnne ainsi quelques heures. On met ensuite ces vêtements dans de l'eau
de savon que l'on chauffe peu à peu, on laisse bouillir
pendant quinze minutes, et, après avoir rincé à l'eau
chaude pure, on les suspend pour les sécher de manière
que la largeur de l'étoffe se trouve dans la direction
de la corde à lessive. Si dans cette opération on observe
les soins nécessaires, l'étoffe sera très durable ; toutefois
ce lavage doit se faire sans frotter, et il faut se garder
d'employer le fer à repasser, afin de conserver le crêpage.

Les enfants, les femmes et tous ceux qui, ne se livrant
pas à des travaux pénibles, ont la peau fine et sensible,
doivent faire usage du crêpe de soie. Ce tissu a le double
avantage de conserver la beauté de la peau et d'éviter
bien des maladies.

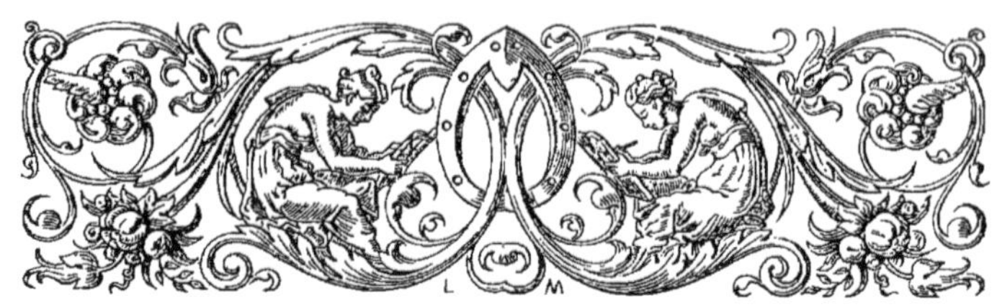

CHAPITRE IV

OPINION DES MÉDECINS ÉTRANGERS SUR LE VÊTEMENT DIT
CRÊPE DE SANTÉ.

1º HYGIÈNE DOMESTIQUE, par le Dr KLENKE, à Hanovre.

E crêpe de santé produit une agréable sensation de chaleur sur la peau, ne s'applique que légèrement contre elle, laisse passer la transpiration et l'air, ne se mouille jamais et répand la chaleur et l'électricité d'une manière égale sur la peau.

2º GAZETTE ILLUSTRÉE DE LEIPZIG.

« Ce tissu, comparé à la flanelle, présente l'avantage qu'avec le temps il ne prend pas, comme celle-ci, la consistance du cuir et ne perd rien de sa souplesse; il est en outre extrêmement poreux et laisse passer la transpiration à travers ses mailles mieux que ne le fait la flanelle, qui a une texture trop serrée. Sa grande élasticité lui permet de suivre plus exactement les formes du corps, sans cependant, comme la flanelle, rendre la peau plus délicate en produisant un excès de chaleur. »

3° RAPPORT DE LA SOCIÉTÉ PATRIOTIQUE PROVINCIALE
DE HANOVRE

« Le Crêpe de santé s'est montré partout de la plus
grande efficacité pendant la campagne, tant dans les
hôpitaux militaires que dans les ambulances. C'est surtout dans les cas de rhumatisme et de refroidissement
que cette étoffe a rendu les meilleurs services. »

4° GAZETTE MÉDICALE DE VIENNE, n° 3o, D^r DE BODENSKI.

« Ceux qui s'occupent d'hygiène doivent saluer avec
joie l'introduction dans le commerce d'un vêtement
rationnel du corps humain, qui tient compte des fonctions de la peau et des organes. Or, nous pouvons indi-
quer comme possédant incontestablement ces avantages,
les camisoles, les caleçons et les chemises de crêpe de
santé.

Ce tissu de soie ou de laine, dont les fils ondulés ne
touchent que légèrement le corps et empêchent que le
vêtement ne s'y colle, laisse, grâce à sa contexture particulière, aux glandes de la peau toute leur activité; les
fibrilles du fil pompent la sueur d'une manière bienfai-
sante, et la porosité particulière de l'étoffe entretient
admirablement bien la transpiration et le renouvelle-
ment de l'air. La douceur des fibres du Crêpe de santé
empêche que l'épiderme ne se détache de la peau, ainsi
qu'on a l'occasion de l'observer, pendant la chaleur,
lorsqu'il y a frottement, même des toiles les plus fines.

Le Crêpe de santé est ainsi un moyen excellent d'en-
tretenir dans tout le corps l'activité normale de la peau
et se prête de cette manière aux soins de la peau. »

5ᵉ GAZETTE MÉDICALE DE VIENNE, nº 35,
Dʳ Carl Julius Muller, professeur d'hygiène.

« Selon notre expérience, le Crêpe de santé a produit des effets très bienfaisants dans beaucoup de cas de rhumatisme chronique et souvent récidivé des muscles, des nerfs et des articulations, et le traitement est en outre des plus simples. Il n'est pas nécessaire, à mon avis, que le médecin, quand il est consulté, mette toujours la main à la plume pour écrire une ordonnance : il a encore, outre la pharmacie, beaucoup de ressources pour adoucir ou guérir les maux de ses clients, pourvu qu'il sache les trouver et s'en servir. Au nombre de ses ressources, il faut ranger le Crêpe de santé. Nous avons eu bien souvent l'occasion d'en faire usage dans des cas de rhumatisme chronique opiniâtre et souvent récidivé, et nous avons pu nous convaincre de sa valeur thérapeutique.

Nous avons tout dernièrement observé un de ces cas remarquables chez un ouvrier stucateur. Caj. S., qui souffre depuis des années d'un rhumatisme musculaire qui a résisté à tous les remèdes employés. Il a déjà fait usage, sans aucun résultat, des bains de Baden, ainsi que des bains de vapeur et des douches. Les frictions aromatiques ou narcotiques restèrent également sans effet. Le siège principal du mal était dans les muscles de la nuque, de la poitrine et du dos. Ainsi qu'il le suppose avec raison, c'est en travaillant dans les locaux humides, exposés aux courants d'air, qu'il s'est attiré ces douleurs, auxquelles sont sujets, m'assure-t-il, la plupart des ouvriers de sa profession. Je lui conseillai

d'avoir recours aux tissus en question, dont il fait usage
sous forme de camisole portée en contact immédiat avec
le corps sur les parties les plus affectées. L'effet a été
vraiment surprenant : le malade éprouva dès ce moment
une amélioration frappante et prétend ne s'être jamais
mieux trouvé que depuis le moment où il a commencé
à porter ces camisoles. »

6° John Freet, l'illustre hygiéniste américain, dans
tous ses cours et dans ses ouvrages, qui on trait au vêtement intime, parle des tissus crêpés, comme jouissant
des plus grands avantages ; et le célèbre professeur Op-
polzer dit : « On épargnerait bien des souffrances à ceux
qui sont affligés de rhumatismes, si, au lieu d'ordonner
tant de spécifiques, on leur recommandait un habillement
convenable, ce qui constitue le meilleur préservatif contre les maux de ce genre : or, le Crêpe de santé, entièrement tissé de soie, est le meilleur vêtement que je puisse
recommander. ».

7° GAZETTE MÉDICALE DE VIENNE, n° 48, Dr Sigismond MULLER.

« 1. L'opinion répandue encore ici et là parmi le peu--
ple, qu'on amollit le corps en portant des vêtements de
dessous sur la peau, peut-être vraie des vêtements confectionnés avec d'autres tissus, mais elle ne saurait s'appliquer à ceux qui sont confectionnés avec du Crêpe de
santé ; d'après mes expériences multipliées, le vêtement
de crêpe doit être considéré comme un préservatif indispensable contre les influences extérieures sur l'organisme. »

« 2. L'effet des camisoles et des ceintures de crêpe
sur les malades atteints de rhumatisme m'a étonné au

plus haut degré : par l'emploi systématique de ce vêtement, on voit diminuer graduellement l'enflure des articulations, qui résiste souvent à tous les efforts de la thérapeutique rationnelle, et les douleurs disparaissent, si
l'on continue à porter ces camisoles d'une manière suivie. »

« 3. Il est incontestable que la structure des fibres,
leur crêpage, et, ce qui en est la conséquence, le contact
partiel de l'étoffe avec la peau, exercent une influence
favorable sur le corps et sur la transpiration et doivent
donner la préférence au crêpe sur tous les autres tissus
à fibres rectilignes, puisque ces derniers, en se collant
au corps pendant la transpiration, obstruent les pores
et empêchent la régularité de leurs fonctions, et cela
souvent au moment décisif, ce qui peut amener des maladies subites sous l'influence d'un courant d'air, etc.
Dans les catarrhes chroniques du poumon, je n'ai
trouvé aucun meilleur préservatif contre les refroidissements que de se couvrir la peau de crêpe de soie ou de
laine. »

8° JOURNAL MÉDICAL HEBDOMADAIRE DE VIENNE, n° 46.

« Nous pouvons recommander en toute conscience
les vêtements préservatifs de laine et de soie portés en
contact avec la peau et confectionnés avec le Crêpe de
santé. Nous en recommandons l'usage à ceux qui sont
en bonne santé et surtout aux personnes faibles et mala-
dives, toujours très sensibles à toute soustraction de
la chaleur de la peau, à tout refroidissement, et chez
lesquelles cette cause morbifique produit diverses maladies, telles que des catarrhes des bronches et du pou-

mon, des diarrhées, des rhumatismes, etc. L'expérience a prouvé, en un temps relativement court, que le médecin, s'il ne néglige pas d'accorder une attention sérieuse à cette méthode si simple d'un habillement conforme aux données de l'hygiène, obtient dans beaucoup de cas des résultats plus satisfaisants et montre plus d'égards pour la santé de ses clients, qu'en attaquant les maux que nous avons mentionnés avec toute une armée de médicaments tirés de la pharmacie. »

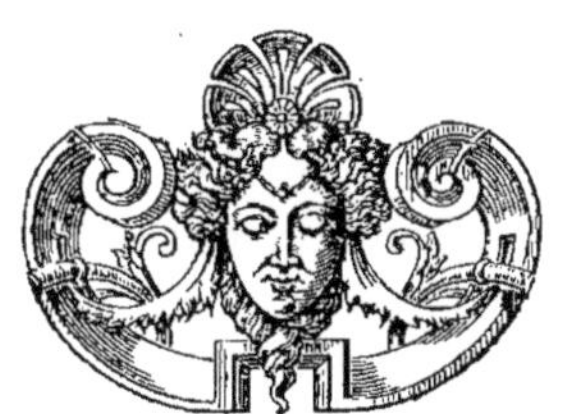

CONCLUSIONS

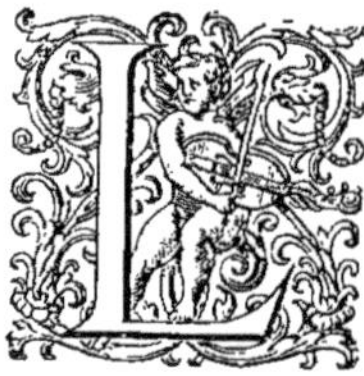es fonctions dont la peau est le siège ont une influence telle sur la santé, que l'homme doit chercher à protéger leur accomplissement régulier contre les influences extérieures.

2° Le meilleur moyen d'arriver à ce résultat est le choix intelligent et raisonné d'un vêtement.

3° Les diverses pièces qui composent le vêtement ont une importance qui varie suivant la place qu'elles occupent ; et elles demandent à être tissées avec des substances différentes.

4° Les pièces les plus superficielles doivent être larges, faciles à enlever et à remettre ; de laine blanche autant que possible. Cependant la nuance des vêtements extérieurs n'a pas grande importance, pourvu que ceux qui touchent immédiatement la peau soient de couleur blanche.

5° Les pièces qui occupent le milieu entre le linge de corps et le pardessus doivent être à la fois assez légères et assez chaudes pour n'avoir pas besoin d'être retirées dans l'appartement.

6° Le vêtement intime, à cause de son contact direct avec la peau, a une importance majeure. Il doit être blanc.

7° Mes propres observations jointes à celles des médecins étrangers qui se sont occupés de l'hygiène du vêtement, ne permettent pas de choisir un autre mode de tissage que le *crêpage* ; quelle que soit, d'ailleurs, la substance qui entre dans la composition du tissu.

8° A cause de toutes les qualités que j'ai énumérées et discutées, la soie est la substance qui doit être préférée à toute autre pour la confection du linge de corps. Elle est la seule qui, par son contact avec la peau, conserve une harmonie parfaite dans les relations intimes qui existent entre les fonctions des différents organes de notre corps, tant à l'extérieur qu'à l'intérieur. Je considère qu'il est de la plus haute importance, au point de vue de la santé publique, que le corps médical fasse tous ses efforts pour remplacer le lin, le coton, et même la flanelle par le crêpe de soie.

9° Ce tissu convient à tout le monde de préférence à tout autre. Cependant les femmes et les enfants, dont la peau est si fine et si délicate, en réclament plutôt l'usage que les hommes, dont les téguments sont naturellement moins sensibles.

10° Le vêtement complet (caleçon, gilet et ceinture) est toujours préférable à une pièce unique, quelle que soit l'affection dont on veut se préserver et qu'on cherche à combattre. Pour en faire usage, il ne faut pas attendre qu'on soit malade.

11° Le crêpe de santé doit être changé deux fois par semaine et lavé au savon plutôt que dégraissé.

12° Il est bon de mettre par dessus le vêtement intime

de crêpe de soie une chemise de lin ou de coton. Cette manière de se vêtir aura le triple avantage de conserver la propreté du linge de corps, d'empêcher le rayonnement, à cause de la couleur blanche, et, enfin, de faire à la coquetterie une concession importante : rien n'harmonise mieux les différentes pièces d'un habillement que le linge blanc.

Les personnes qui portent la flanelle depuis longtemps et qui désirent la remplacer par le crêpe de soie doivent avoir soin de ne pas opérer brusquement ce changement pendant la saison d'hiver. Elles doivent placer le crêpe de santé directement sur la peau, et la flanelle ou le crêpe de laine par dessus. Pendant la saison d'été, elles pourront sans inconvénient supprimer l'usage de la flanelle.

Si les règles que je viens de poser pour l'hygiène du vêtement sont exactement suivies (et j'ose espérer qu'elles le seront bientôt, si le corps médical veut attacher à cette question toute l'importance qu'elle mérite et me seconder dans mes efforts), je ne doute pas de voir, dans quelques années, diminuer beaucoup les maladies respiratoires, terrible fléau qui emporte chaque année la fleur de notre jeunesse. Et qui sait si un jour elles ne disparaîtront pas complètement par l'application suivie d'une *hygiène* bien comprise ?

L'usage du crêpe de santé est indispensable à tous ceux qui voyagent aussi bien pour leurs affaires que pour leurs plaisirs ou leur santé, et qui, par cela même, sont fréquemment exposés aux variations atmosphériques. Que de personnes victimes de maladies aiguës, contractées sous l'influence d'un refroidissement subit, dans ces beaux pays du soleil, tels que Nice, Menton, Cannes, Hyères, Alger, Pau, etc., ont trouvé la mort là où elles venaient chercher la santé! Que de baigneurs, partis pleins de joie et d'espérance pour nos belles stations des bords de la mer ou pour nos villes d'eaux les plus renommées, ne sont point revenus parce qu'ils ont été frappés au milieu de leur cure ou de leurs plaisirs par une mort subite, toujours causée par un changement brusque de température!

Eh bien! j'ose l'affirmer, l'usage du crêpe de soie, porté directement sur la peau, aurait certainement évité bien des deuils.

Pour que le vêtement intime rende tous les services qu'on est en droit d'attendre de lui, il faut l'aider un peu, en débarrassant de temps en temps la peau de l'enduit sébacé qui, si on lui donnait le temps de s'accumuler, viendrait obstruer les orifices des conduits qui servent de voies d'élimination aux différentes sécrétions.

Le bain ordinaire et même le savonnage ne suffisent pas toujours à enlever cet enduit épidermique; le meilleur moyen de bien nettoyer la peau est le bain de vapeur ammoniacal, qui a la propriété de saponifier cet enduit graisseux et, par suite, de tenir la peau constamment en état d'accomplir ses fonctions.

Je ne saurais trop recommander cette mesure de propreté. Avec un bain de vapeur ammoniacal (1) chaque semaine et un vêtement de crêpe de soie sur la peau, on pourrait éviter bien des souffrances et souvent bien des larmes.

---

(1) Les bains ammoniacaux, tels qu'on les administre à l'Institut électro-balnéo-thérapique, rue Rochechouart, 57, sont les seuls dont nous ayons pu jusqu'à présent constater les salutaires effets.

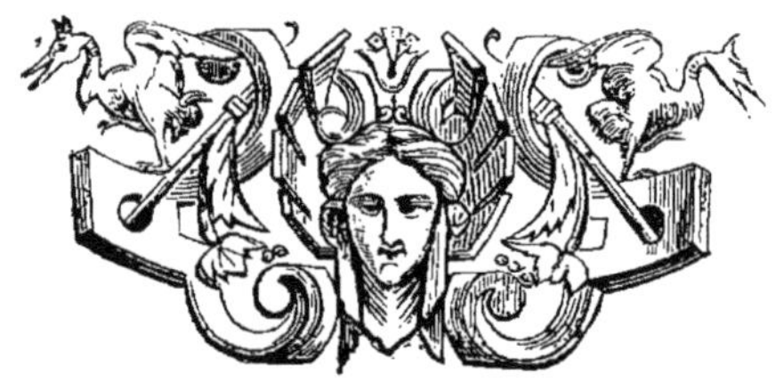

TABLE DES CHAPITRES

CRÊPE de SANTÉ

DE

COLOMBIER

PARIS. — 14, Boulevard des Italiens, 14. — PARIS

PRIX COURANT

Gilets pour Messieurs

	SOIE				LAINE		
GRANDEUR.	MANCHES.	FR.	C.	GRANDEUR.	MANCHES.	FR.	C.
Grande taille	Manches long.	25	»	Grande taille	Manches long.	16	»
»	1/2 manches	22	»	»	1/2 manches	14	»
»	Sans manch.	20	»	»	Sans manch.	12	»
Taille moyenne	Manches long.	22	»	Taille moyenne	Manches long.	14	»
»	1/2 manches	19	»	»	1/2 manches	12	»
»	Sans manch.	17	»	»	Sans manch.	10	»
Petite taille	Manches long.	20	»	Petite taille	Manches long.	12	»
»	1/2 manches	18	»	»	1/2 manches	11	»
»	Sans manch.	16	»	»	Sans manch.	10	»

Camisoles pour Dames

	SOIE				LAINE		
GRANDEUR.	MANCHES.	FR.	C.	GRANDEUR.	MANCHES.	FR.	C.
Grande taille	Manches long.	24	»	Grande taille	Manches long.	14	»
»	1/2 manches	22	»	»	1/2 manches	12	»
»	Sans manch.	20	»	»	Sans manch.	11	»
Taille moyenne	Manches long.	22	»	Taille moyenne	Manches long.	12	»
»	1/2 manches	20	»	»	1/2 manches	11	»
»	Sans manch.	18	»	»	Sans manch.	10	»
Petite taille	Manches long.	20	»	Petite taille	Manches long.	11	»
»	1/2 manches	18	»	»	1/2 manches	10	»
»	Sans manch.	16	»	»	Sans manch.		

Gilets en Crêpe pour enfants, tout âge. Caleçons de soie et de laine pour hommes.
Tissu de crêpe de soie et de laine, au mètre.

PARIS. — IMP. ALCAN-LÉVY.

194

www.ingramcontent.com/pod-product-compliance
Ingram Content Group UK Ltd.
Pitfield, Milton Keynes, MK11 3LW, UK
UKHW021006120726
13693UKWH00004B/1809